# BEI GRIN MACHT SICH
# WISSEN BEZAHLT

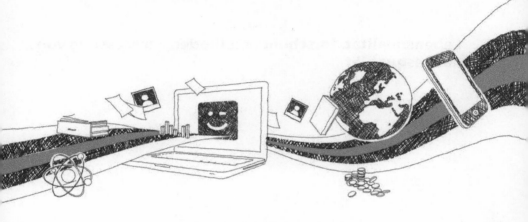

- Wir veröffentlichen Ihre Hausarbeit,
  Bachelor- und Masterarbeit

- Ihr eigenes eBook und Buch -
  weltweit in allen wichtigen Shops

- Verdienen Sie an jedem Verkauf

**Jetzt bei www.GRIN.com hochladen
und kostenlos publizieren**

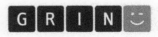

Franziska Misch

# Lebensqualitätsforschung. Methoden zur Messung von Lebensqualität

GRIN Verlag

**Bibliografische Information der Deutschen Nationalbibliothek:**

Die Deutsche Bibliothek verzeichnet diese Publikation in der Deutschen National-
bibliografie; detaillierte bibliografische Daten sind im Internet über http://dnb.d-
nb.de/ abrufbar.

**Impressum:**

Copyright © 2012 GRIN Verlag GmbH
Druck und Bindung: Books on Demand GmbH, Norderstedt Germany
ISBN: 978-3-656-69718-3

**Dieses Buch bei GRIN:**

http://www.grin.com/de/e-book/198953/lebensqualitaetsforschung-methoden-zur-
messung-von-lebensqualitaet

## GRIN - Your knowledge has value

Der GRIN Verlag publiziert seit 1998 wissenschaftliche Arbeiten von Studenten, Hochschullehrern und anderen Akademikern als eBook und gedrucktes Buch. Die Verlagswebsite www.grin.com ist die ideale Plattform zur Veröffentlichung von Hausarbeiten, Abschlussarbeiten, wissenschaftlichen Aufsätzen, Dissertationen und Fachbüchern.

## Besuchen Sie uns im Internet:

http://www.grin.com/

http://www.facebook.com/grincom

http://www.twitter.com/grin_com

# Lebensqualitätsforschung

Franziska Misch
Datum: 20.06.2012

# Inhalt

# 1. Allgemeines

Lebensqualität zu messen stammt ursprünglich aus der Soziologie. Lebensqualität wird hier „als Maß für die Güte der Lebenssituation und Versorgung einer definierten Population (...)" (Bullinger 1997: 1) definiert. In der Medizin meint Lebensqualität die „selbst erlebte Befindlichkeit und Funktionsfähigkeit, die Fähigkeit, Rollen im täglichen Leben zu übernehmen und die Alltagstätigkeiten zur Zufriedenheit auszuführen" (ebd.). Lebens-qualitätsmessung als Gegenstand ärztlichen Handelns gewinnt in unserer Gesellschaft hochtechnisierter und -spezialisierter Medizin, in der die Menschen immer älter werden und immer länger auch mit chronisch oder chronisch-progredient verlaufenden Erkrankungen noch lange leben, zunehmend an Bedeutung. Medizinische Interventionen sind nicht mehr nur darauf ausgerichtet, Heilung zu verschaffen (z.B. bei chronisch verlaufenden Erkrankungen), sie können auch dazu beitragen, die verbleibende Lebenszeit angenehm zu gestalten (z.B. palliative Interventionen). Die stetig knapper werdenden Ressourcen im Gesundheitswesen zwingen die Akteure, die Notwendigkeit medizinischer Interventionen, d.h. die Effektivität von Maßnahmen genauer zu überprüfen (Ressourcenallokation). Lebensqualität wird so zum Gegenstand ökonomischer Analysen, die neben der Untersuchung des Nutzens, die der Kosten beinhaltet (Porzsolt/ Rist 1997: 19).

Die Erforschung von Lebensqualität im Gesundheitswesen hat ihren Ursprung in der Mitte der 60iger Jahre und entwickelte sich parallel zur Technisierung und Spezialisierung der heutigen Medizin. Mitte der 70iger Jahre forderten die ersten Akteure der medizinischen Behandlung einen Parameter gegenüberzustellen, der die psychosozialen Aspekte der Behandlung erfasst (Rose 2003: 4f). Dies brachte ein Umdenken mit sich, nicht mehr nur die reine Überlebensrate als Parameter medizinischer Interventionen zugrunde zu legen, sondern die Qualität des Überlebens als eine weitere Outcome zu betrachten. Das Befinden des Patienten wird so zum Bestandteil medizinischer Interventionen und gewinnt zunehmend an Bedeutung im Behandlungsprozess. Lebensqualität zu messen ist eine objektivierbare Möglichkeit den Patienten zu fragen, wie er sich fühlt (Rose 2003: 3). Unter dem geltenden wissenschaftlichen Paradigma ist es wichtig, dieses Befinden möglichst objektiv abzubilden und beispielsweise den Behandlungserfolg mittels Überprüfung somatischer Parameter abzubilden (ebd.), Lebensqualität wird so zum Zielkriterium, d.h. zum Outcome-Parameter in klinischen Studien (Bullinger 1997: 1). Die Wurzel für unser heutiges begriffliches Verständnis von Lebensqualität geht jedoch noch weiter zurück – ins 17./ 18. Jahrhundert (Bitzer 2003: 453). Ausschlaggebend dafür war der ökonomische Aufstieg des Bürgertums.

Dieses forderte aufgrund zweierlei wesentlicher Entwicklungen Gleichberechtigung und Partizipation gegenüber dem Adel: der gewachsene ökonomische Status und die Herausbildung eines individualisierten Menschenbildes. Die Anerkennung individueller Rechte des Menschen bildete die Grundlage für die Forderung nach Partizipation auf allen Ebenen, mit dem Ziel, Selbstbestimmung zu erreichen. Daraus resultiert der Anspruch auf Selbstbestimmung, was mehr meint als das bloße physische Überleben – es meint einen optimalen Zustand der Glückseligkeit, des Daseins und des Wohls des einzelnen Individuums und der Gesellschaft (ebd.).

Lebensqualität ist ein multidimensionales Konstrukt, das eine subjektive Einschätzung der Befindlichkeit beinhaltet (exempl. Bullinger 1997: 4). Für die wissenschaftstheoretische Auseinandersetzung mit dem Konstrukt Lebensqualität war eine Operationalisierung des Begriffs erforderlich. Die WHO beschreibt die Notwendigkeiten eines empirisch nutzbaren Konstruktes folgendermaßen: *„Quality of life is defined as an individual's perception of his/her position in life in the context of the culture and value systems in which they live and in relation to their goals, expectations, standards and concerns. It is a broad ranging concept affected in a complex way by the person's physical health, psychological state, level of independence, social relationships, and their relationship to salient features of their environment"* (WHO 1993, in: Rose 2003: 5). Lebensqualität wird als individuelle Wahrnehmung der eigenen Person im Kontext des Lebens, der Kultur und dem Wertsystem in Bezug auf ihre Ziele, Erwartungen, Standards und Bedenken definiert. Es stellt ein breit gefächertes Konzept dar, das in komplexer Weise die körperliche Gesundheit, den psychischen Zustand, den Grad der Unabhängigkeit, die sozialen Beziehungen und Einbindung in den sozialen Kontext von Personen abbildet (ebd.). Lebensqualität wird durch unterschiedliche, nicht nur krankheitsbedingte Variablen (bspw. aktuelle Stimmung, Ich-Stärke, Beziehungsqualität, Persönlichkeitseigenschaften) beeinflusst (Daig/ Lehmann 2007: 8). Es wird deutlich, wie komplex die Messbarmachung von Lebensqualität ist. Dennoch liegen heutzutage mehrere hundert Instrumente vor, die Lebensqualität messbar machen. Allen liegt eine wesentliche Anforderung zugrunde: sie sollen die Multidimensionalität des Lebensqualitätskonzeptes tatsächlich reflektieren, also körperliche, psychische, soziale und funktionale Aspekte der Lebensqualität erfassen (Bullinger 1997: 4).

Lebensqualitätsforschung findet in unterschiedlichen Bereichen Anwendung. Nachfolgend sind die wesentlichen vorgestellt (a.a.O., in: Daig/ Lehmann 2007: 9f):

- Verlaufsbeobachtung klinischer Kohorten
- Populationsbeschreibungen für die gesundheitspolitische Planung in der Public-Health-Forschung
- Programm- und Therapieevaluation
- Forschung: Allokation von Ressourcen im Gesundheitswesen
- In gesundheitsökonomischen Analysen
  - Ziel ist die Erstellung eines Indexwertes, welcher die Präferenz für bestimmte Gesundheitszustände unter spezifischen Voraussetzungen reflektiert
  - Lebensqualität ist ein mehrdimensionales Konstrukt → die Antworten der verschiedenen Gesundheitsaspekte werden zu einem Index aggregiert
  - „Ergebnis": Gegenüberstellung der Kosten im Verhältnis zur subjektiv bewerteten Lebensqualität
  - Verfahren: Standard-Gamble-Verfahren/ Time-Trade-Off-Verfahren/ Rating-Scale-Verfahren
- Im Zusammenhang mit Therapieentscheidungen und klinischen Prognosen
  → hier wird unterschieden zwischen:
  - Unidimensionalen und multidimensionalen Verfahren
  - Generische und krankheitsspezifische Instrumente
  - Selbst-/ Fremdbeurteilungsverfahren

Die Anwendungsfelder von Lebensqualitätserhebungen kann man in folgende Bereiche einteilen (a.a.O, in: Seibert 2010: 9):

- Epidemiologische Analysen von Versorgungstrukturen und Optimierung der Gesundheitsversorgung
- Evaluation des Nutzens und der Wirksamkeit medizinischer Interventionen aus Patientensicht in klinischen Studien
- Beurteilung der Versorgungsqualität und Monitoring der Qualitätssicherung
- Abschätzung des Nutzens von Maßnahmen und Technologien in gesundheitsökonomischen Kosten-Nutzen-Analysen
- Individuelles Therapiemonitoring zur Therapieplanung und -entscheidung.

In der vorliegenden Arbeit werden verschiedene Methoden zur Messung von Lebensqualität vorgestellt. In der Lebensqualitätsforschung werden im Wesentlichen die allgemeine, die gesundheitsbezogene und die krankheitsbezogene Lebensqualität voneinander unterschieden.

5

Die Differenzierung der Lebensqualität in allgemeine und gesundheitsbezogene Lebensqualität ist eine Unterscheidung, die der medizinischen Lebensqualitätsforschung entspringt (Daig/ Lehmann 2007: 5). Zur Messung der Lebensqualität wurden unterschiedliche Instrumente entwickelt, Messungen finden in unterschiedlichen Kontexten statt. So können als Probanden die Erwachsenen, Kinder und alten vor allem demenzerkrankten Menschen als drei Gruppen herausgearbeitet werden. In allen drei Settings geht es darum, die Verbesserung des subjektiven Befindens der Patienten zum eigentlichen Therapieziel zu machen, je weniger eine medizinische Behandlung weder Heilung noch entscheidende Lebensverlängerung in Aussicht stellen kann (Rose 2003: 4).

## 2. Messmethoden der Lebensqualitätsforschung

Allgemeine Lebensqualität
(Quality of Life/ QoL)

Aussagen über allg.
Lebensqualität

DQoL

Gesundheitsbezogene Lebensqualität (Health Related Quality of Life/ HRQoL)

Aussagen über den allgemeinen
Gesundheitszustand

SF-36
Nottingham Health Profile (NHP)
EuroQoL/ EQ-5D

Erkrankungsbezogene Lebensqualität
Disease Related Quality of Life
(DRQoL)

Aussagen über spezifische
Belastungen durch spezifische
Erkrankungen oder Behandlungen

Utility Messungen

Aussagen über die Bedeutung der
spezifischen Erkrankung für die
allgemeine Lebenssituation

Abb. 1: eigene Darstellung

## 2.1. Allgemeine oder globale Lebensqualität (Quality of Life, QoL)

Die allgemeine oder globale Lebensqualität kann nur in ihrer Ganzheit erfasst werden (Rose 2003: 10). Die Beantwortung der Fragen zur Lebensqualität erfolgt durch den Patienten in dem Sinne, wie dieser Lebensqualität definiert, d.h. der Patient entscheidet intuitiv, welche Lebensbereiche ihm für die aktuelle Lebensqualität bedeutsam sind, eine Bewertung der Bereiche erfolgt entsprechend der persönlichen Präferenzen. Diese Befragung gibt Aufschluss über die aktuelle Lebensqualität, ohne Aufschluss darüber zu geben, welche Lebensbereiche dem Einzelnen für die Lebensqualität wichtig sind (ebd.).

## 2.2. Gesundheitsbezogene Lebensqualität (Health Related Quality of Life = HRQoL)

Von der allgemeinen oder globalen Lebensqualität wird die gesundheitsbezogene Lebensqualität abgegrenzt. Sie wird als „(..) subjektive Wahrnehmung von Gesundheit unter zusätzlicher Berücksichtigung der psychosozialen Dimension (...) bezeichnet" (WHO 1946, in: Schmidt 2010: 12). Sie umfasst die wesentlichen Aspekte der Gesundheit, wobei es nach heutigem Erkenntnisstand keine ausdifferenzierte, allgemein akzeptierte Definition der Gesundheit gibt. Aber es liegt eine Reihe von Konzepten vor, die eine Beschreibung und Messung von Gesundheit und ihrer Dimensionen ermöglichen (Leidl 2003: 473). Die Messung gesundheitsbezogener Lebensqualität erfasst das subjektive Befinden des Patienten, also den individuell wahrgenommenen Gesundheitszustand (Daig/ Lehmann 2007: 5). Es handelt sich hierbei um ein dynamisches Konstrukt, bei dessen Beurteilung unterschiedliche Adaptionsprozesse berücksichtigt werden müssen, die zum Beispiel im Verlauf einer Erkrankung oder bei einschneidenden Lebensereignissen geleistet werden. Weiterhin ist festzuhalten, dass Lebensqualität in der Person verankert ist und sehr wahrscheinlich in einem engen Zusammenhang mit der Persönlichkeitsstruktur steht (Persönlichkeitseigenschaften werden als die stärksten Prädikatoren). Diese sind im Wesentlichen: Selbstsicherheit, Selbstwirksamkeitsüberzeugungen, Extraversion, Neurotizismus, Depressivitätswerte; einen geringen Einfluss auf die Lebensqualität haben das Alter, das Geschlecht und der Familienstand (ebd.: 6).

Die Messung der gesundheitsbezogenen Lebensqualität ist der am meisten verbreitete Ansatz in der Lebensqualitätsforschung. Dafür operationalisiert wurden jene Aspekte, welche die Lebensqualität beeinflussen:

- Physisches Wohlbefinden

- Psychisches Wohlbefinden

- Alltagsfunktionsfähigkeit

- Soziale Integration (exempl. Rose 2003: 10f).

Aus dieser kombinierten Erhebung einzelner Dimensionen ergibt sich ein mehrdimensionales Profil, das als gesundheitsbezogene Lebensqualität bezeichnet wird (ebd.). Die gesundheitsbezogene Lebensqualität beschreibt einen Teilaspekt der Lebensqualität und erfasst v.a. jene Komponenten, die mit Gesundheit und Krankheit im Zusammenhang stehen (Bitzer 2003: 454f). Bei der Datenerhebung werden allgemeine erkrankungsunspezifische Fragen gestellt, das ermöglicht Vergleiche über Erkrankungen und Therapien hinaus. So lässt sich z.b. durch eine Zwei-Zeitpunkt-Messung im Rahmen medizinisch-therapeutischer Interventionen eine Vorstellung darüber generieren, welche Lebensbereiche durch den Eingriff aufgewühlt werden (Rose 10f). Eine weitere Perspektive ist die Messung der gesundheitsbezogenen Lebensqualität bei chronischen Erkrankungen. Ziel der medizinischen Versorgung ist hier, das Leben mit der Krankheit so weit wie möglich zu verbessern, also eine Steigerung der Lebenserwartung und eine Verbesserung der Qualität der Lebensjahre zu erreichen (Schmidt 2010: 12). Für die Ermittlung des Einflusses von akuten Beschwerden und chronischen Erkrankungen auf die Lebensqualität sowie deren Veränderung während des Krankheitsverlaufes bedarf es einer spezifischen Operationalisierung des Konstruktes Lebensqualität (Daig/ Lehmann 2007: 6), d.h. es braucht Indikatoren, da die Messung des sozialen, physischen und psychischen Wohlbefindens nicht direkt erfolgen kann (Bitzer 2003: 454f).

### 2.2.1. Indikatoren/ objektive und subjektive Lebensqualität

Es ist deutlich geworden, dass die Messung der Lebensqualität als subjektives Konstrukt nicht direkt erfolgen kann; es braucht Indikatoren, welche die Messbarkeit der sozialen, physischen und psychischen Gesundheit möglich machen (Bitzer 2003: 454f). In der Lebensqualitätsforschung werden die objektive und die subjektive Lebensqualität voneinander unterschieden, die über objektive und subjektive Indikatoren abgebildet werden können (BMFSFJ 2002: 71). Objektive Indikatoren sind beispielsweise Lebenserwartung oder Arbeitslosenquote, also Indikatoren, die sich auf objektive Lebensbedingungen beziehen (Noll 2000: 4), weitere Maße zur Feststellung der objektiven Lebensqualität sind zum Beispiel privates Umfeld (Familie und Freunde), Einkommen, körperliche Leistungsfähigkeit und mentale Kapazitäten (BMFSFJ 2002: 71). Subjektive Indikatoren hingegen sind Maße für Zufriedenheit und Glück, das Empfinden von Sicherheit, die Wahrnehmung einer Bedrohung, Hoffnungen und Befürchtungen sowie die Beurteilung des eigenen Gesundheitszustandes. Sie sind unabhängig von der individuellen Wahrnehmung und persönlichen Werten, subjektive Indikatoren hingegen sind von Individuum abhängig, können also nur über eine Befragung des Einzelnen generiert werden (Noll 2000: 4). Objektive und subjektive Indikatoren werden voneinander unterschieden, weil identische Situationen und Lebensumstände von unterschiedlichen Personen unterschiedlich wahrgenommen und bewertet werden können (ebd.: 5f). In der Lebensqualitätsforschung ist es elementar, objektive Lebensbedingungen von subjektiven Einschätzungen dieser zu differenzieren und Zusammenhänge zwischen diesen zu generieren, da das subjektive Wohlbefinden nur bedingt von den äußeren Lebensumständen bestimmt wird (ebd.).

Weiterhin ist in der Lebensqualitätsforschung zu berücksichtigen, dass sich Lebensqualität in Abhängigkeit von Krankheit und Therapie verändert, also eine Kriteriumsvariable darstellt. Dies begründet die Notwendigkeit der Identifikation valider und ausreichend veränderungssensitiver Indikatoren (Daig/ Lehmann 2007: 7).

Die nachfolgende Abbildung zeigt Indikatoren, die bei der Erhebung gesundheitsbezogener Lebensqualität zugrunde gelegt werden:

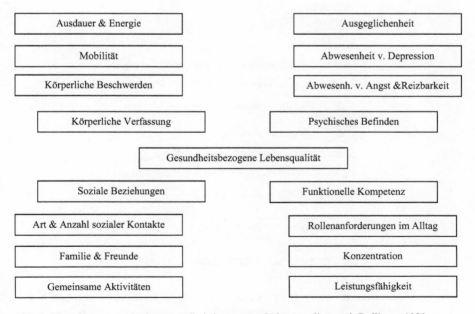

Abb. 2: Hauptkomponenten der gesundheitsbezogenen Lebensqualität nach Bullinger 1991, in: Schmidt, A. 2010, S. 13

### 2.2.2. Verfahren zur Messung gesundheitsbezogener Lebensqualität

In der gesundheitsbezogenen Lebensqualitätsforschung werden generische (krankheitsüber-greifende) von krankheitsspezifischen Verfahren (bezogen auf bestimmte chronische Erkrankungen) unterschieden (Daig/ Lehmann 2007: 11). Beispielhaft für die generischen Verfahren sind der SF-36, NHP und EuroQol (EQ-5D) zu nennen, wobei der SF-36 den größten Bekanntheitsgrad besitzt, in mehrere Sprachen übersetzt wurde und eines der wenigen Fremdbeurteilungsverfahren darstellt (ebd.: 17). Krankheitsspezifische Verfahren erforschen Lebensqualität im Kontext spezifischer Erkrankungen. Hier sei beispielhaft der EORTC QLQ-C30 zu nennen, der bei Tumorpatienten eingesetzt wird.

Der SF-36 ermittelt 36 Items aus den Bereichen körperliche und psychische Gesundheit.

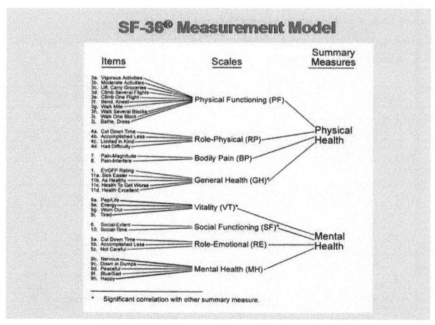

Abb. 3: http://www.sf-36.org/images/maruishslide1.jpg [17.05.2012]

Der Nottingham Health Profile (NHP) wurde in den 70iger Jahren entwickelt und fragt insgesamt 36 Items aus folgenden 6 Problembereichen ab:

- Energieverlust

- Schmerz

- Emotionale Reaktionen

- Schlafprobleme

- Soziale Isolation

- Physische Mobilität (Bullinger 1997: 9)

Der EuroQol/ EQ-5D erfasst 5 Problembereiche mit jeweils 3 Antwortoptionen. Außerdem wird der Proband am Ende der Erhebung aufgefordert Angaben darüber zu machen, wie er seinen heutigen Gesundheitszustand, verglichen mit dem der letzten 12 Monate, bewertet. Dies erfolgt über eine numerische Skala mit Punktwerten zwischen 0 – 100. (http://www.euroqol.org/fileadmin/user_upload/Afbeeldingen/Products/Sample_3L_Descripti ve_System.jpg [18.05.2012]).

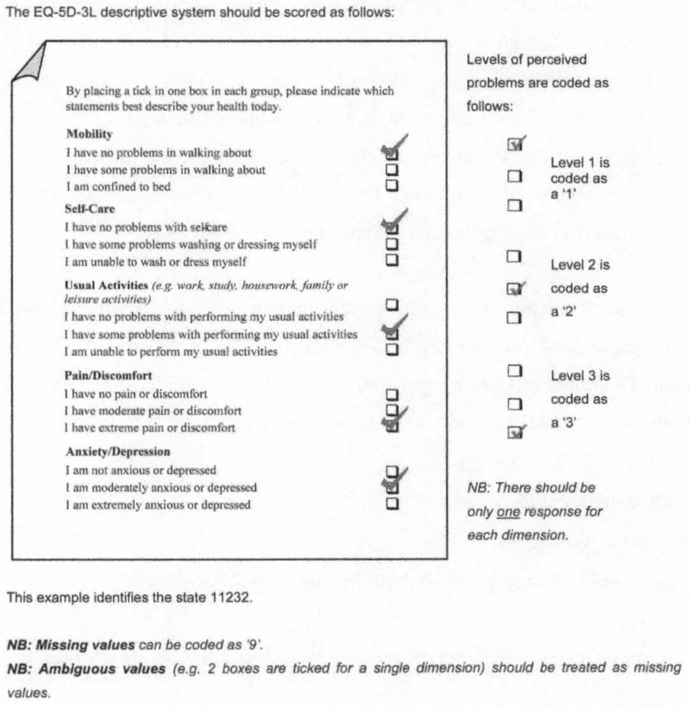

Abb. 4: How to use EQ-5D, online verfügbar:

http://www.euroqol.org/fileadmin/user_upload/Afbeeldingen/Products/Sample_3L_Descriptiv e_System.jpg [18.05.2012]

## 2.3. Erkrankungsbezogene Lebensqualität (Disease Related Quality of Life/DRQoL)

Für die Messung erkrankungsbezogener Lebensqualität wurden unterschiedliche Verfahren entwickelt, die sich an bestimmten Erkrankungen orientieren. Krankheitsspezifische Aspekte der Lebensqualitätsmessung betreffen vor allem chronisch kranke Patienten (Daig/ Lehmann 2007: 8). Ein erkrankungsübergreifender Vergleich ist nicht möglich (Rose 2003: 11). Der Erhebung der erkrankungsbezogenen Lebensqualität liegt die Annahme zugrunde, dass die erkrankungsspezifischen Beeinträchtigungen die Lebensqualität negativ beeinflussen; diese werden möglichst umfassend erhoben, indem gezielt nach spezifischen Symptomen der Erkrankung gefragt wird. Die Bereiche psychisches Wohlbefinden und soziale Einbindung geraten hier in den Hintergrund. Vorteil dieser Erhebung ist, dass jene Therapieeffekte, die sich in der Veränderung bestimmter Beschwerden niederschlagen, sehr sensitiv erfasst werden können (ebd.), d.h. die Veränderung der Lebensqualität lässt sich den medizinisch-therapeutischen Maßnahmen zuordnen.

Methodisch und vor allem aus psychologischer Sicht interessant ist die Feststellung des sogenannten Zufriedenheitsparadoxon in der Lebensqualitätsforschung. Es bezeichnet die erstaunliche Tatsache, dass Patienten mit chronischen Krankheiten über eine mit gesunden Probanden vergleichbare, mitunter höhere Lebensqualität berichten (Stichwort: Konfrontation mit Krankheit als Krise/ Copingstratgien) (Daig/ Lehmann 2007: 8).

Die Messung der krankheitsbezogenen Lebensqualität erfolgt mit krankheitsspezifischen Fragebögen. Beispielhaft sei hier der Fragebogen der EORTC (European Organisation for Research and Treatment of Cancer) genannt, der bei Tumorpatienten Anwendung findet. die 30 Fragen, die dem Patienten gestellt werden, beziehen sich auf:

- die Gesamt-Lebensqualität
- funktionale Beeinträchtigungen
- spezifische Symptome
- Belastungen in Bezug auf die Arbeit, Freizeit, familiäre und soziale Aktivitäten und die Finanzen
- die Antwortskalen sind dabei überwiegend 4-, alternativ 7-stufig (Damm, K. 2012: 3)

## 2.4. Präferenzbasierte Methoden der Lebensqualitätsmessung (Utility Messungen)

Unter dem Begriff Utility Messungen werden unterschiedliche Verfahren zur Lebensqualitätsmessung zusammengefasst, welche die Ansätze der allgemeinen oder globalen Lebensqualität (QoL) und der erkrankungsspezifischen Lebensqualität (DRQoL) verbinden (Rose 2003: 12). Utility Messungen ermöglichen eine gesundheitsökonomische Sichtweise auf den Patienten im Zusammenhang mit der Messung der individuellen Lebensqualität. Die Lebensqualität wird in Form von Nutzwerten (Utilities) erhoben. Abgefragt wird der durch die Erkrankung bedingte Leidensdruck, indem die Risikobereitschaft der Patienten hinsichtlich einer fiktiven Heiltherapie bestimmt wird (Schiffner-Rohe 1996: 1). Der Patient wird aufgefordert anzugeben, wie viel er von seiner zu erwartenden Lebenszeit aufgeben würde, wenn er dafür vollständige Gesundheit erreichen könnte. Die Messergebnisse dienen der Gegenüberstellung des individuellen Nutzens und der zu erwartenden Kosten und werden bei Therapieentscheidungen hinzugezogen (Stichwort: Ressourcenallokation). Ethisch-moralisch ist diese Art der Lebensqualitätsmessung heftig umstritten (Rose 2003: 12).

Methodisch wird beispielsweise die QALY (quality-adjusted-life = qualitätsadjustierte Lebensjahre) Messung vorgenommen, die eine Bewertung der Quantität und Qualität von medizinischen Eingriffen im Zusammenhang mit der individuellen Lebensqualität ermöglicht (Philips 2009: 1). Der QALY ist eine Messeinheit, mittels derer die durch eine medizinische Intervention gewonnene Lebensjahre unter Berücksichtigung der Auswirkungen auf die Lebensqualität ausgedrückt werden. Die Lebenserwartung wird mit einem Qualitätsindex gewichtet (Rössel 2009: 1), anschließend wird der QALY als arithmetisches Mittel zwischen der Lebenserwartung und einem Maß für die Qualität der verbleibenden Lebensjahre angegeben (Philips 2009: 1). Durch Fragebogenerhebung zur Lebensqualität (z.B. mittels EQ-5D) und Gegenüberstellung der Kosten für medizinische Interventionen wird ein Wert zwischen 0 (Tod) bis 1 (vollkommene Gesundheit) ermittelt. Dadurch gelingt ein Indikatoren übergreifender Vergleich, der zur Gegenüberstellung der Kosten und Nutzen medizinisch-therapeutischer Interventionen zugrunde gelegt werden kann (ebd.9.

Der Einsatz solcher Methoden ist nicht unumstritten und ethisch-moralisch bedenklich (exempl. Philips 2009: 1/ Rose 2003: 12/ Rössel 2009: 1), wird jedoch in Zeiten knapper Ressourcen eingesetzt, um Behandlungsentscheidungen zu treffen und findet auch im Bereich der Pharmakologie Anwendung.

## 3. Lebensqualitätsmessung bei Demenz

Die Messung von Lebensqualität bei Menschen mit Demenz stellt eine besondere Herausforderung dar. Lebensqualität ist ein subjektives Konstrukt, das nur durch den Einzelnen beurteilt werden kann, da es von unterschiedlichen Präferenzen und subjektiven Gewichtungen abhängt. Lebensqualität bei Menschen mit Demenz, v.a. bei mittlerer und schwerer Demenz, wenn die kognitiven Fähigkeiten und die Äußerungsfähigkeit bereits deutlich verloren gegangen sind, messbar zu machen, stellt einen gesellschaftlichen Anspruch dar. Wir leben in einer alternden Gesellschaft, die Prävalenzrate nimmt stetig zu, die Betroffenen können mit ihrer Erkrankung noch viele Jahre leben. Vor allem im Bereich der stationären Altenhilfe bringt dies wesentliche Veränderungen mit sich, die eine Anpassung der Pflege- und Betreuungskonzepte nach sich zieht. Auch die Messung der individuellen Lebensqualität der Betroffenen gewinnt hier zunehmend an Bedeutung, soll eine qualitäts- und würdevolle Begleitung Demenzerkrankter bis zum Lebensende ermöglicht werden.

Nachfolgend werden zwei Instrumente zur Erhebung der Lebensqualität Demenzerkrankter vorgestellt, die einen kleinen Einblick darin geben sollen, wie Lebensqualität bei Menschen messbar gemacht werden kann, die sich selbst nicht mehr dazu äußern können.

### 3.1. Dementia Quality of Life (= DQoL)

Das Instrument Dementia Quality of Life wurde durch Brod et al. entwickelt und durch Bullinger ins Deutsche übersetzt. Es dient der Selbstbewertung der Lebensqualität durch die Betroffenen und kann daher nur bei Menschen mit leichter bis mittlerer Demenz (Mini-Mental-State = MMSE) angewandt werden. Außerdem existiert eine Version des DQoL, der die Fremdbeurteilung der Lebensqualität durch pflegende Angehörige ermöglicht (Enßle 2010: 60f). Erhoben werden die folgenden fünf Bereiche:

- Positiver Affekt: glücklich sein, fröhlich sein, gute Laune haben u.a.
- Negativer Affekt: sich ängstlich fühlen, einsam fühlen, frustriert sein, wütend sein u.a.
- Gefühl der Zugehörigkeit: sich nützlich fühlen, sich geliebt fühlen u.a.
- Selbstwertgefühl: zufrieden mit sich selbst sein, Zuversicht u.a.
- Gefühl der Ästhetik: Freude erlangen durch das Hören von Musik u.a. (ebd.)

### 3.2. Alzheimer Disease Related Quality of Life (ADRQL)

Dieses Instrument wurde durch Rabins et al. entwickelt (Enßle 2010: 51). Es handelt sich hier um ein Fremdbeurteilungsverfahren, bei dem die Pflegekräfte Angaben machen über:

- Soziale Interaktion: Kontakt zu Familienangehörigen, Freunden, Pflegekräften

- Selbstbewusstsein: Bewusstsein des Betroffenen hinsichtlich seiner eigenen Person
- Freude an Aktivitäten: Teilnahme und Freude am täglichen Leben und gemeinschaftlichen Aktivitäten
- Gefühle und Stimmung: Mimik und Gestik des Betroffenen
- Reaktion auf das Umfeld: Erfassung der Reaktionen auf die Umwelt und das soziale Umfeld (ebd., 52f)

## 4. Fazit

Wir leben in einer Gesellschaft, in der die Menschen durch die Fortschritte der modernen Medizin immer älter werden und auch mit chronischen Erkrankungen noch lange leben können. Die moderne Medizin ermöglicht die Behandlung schwerwiegender und chronischer Erkrankungen, mit denen die Betroffenen Jahre bis Jahrzehnte leben können. Die Frage, die sich unweigerlich stellt ist, ob es nur um die reine Verlängerung der Lebenszeit geht oder auch das subjektive Empfinden des Patienten, der mit seiner Erkrankung und den Behandlungen lebt, wichtig ist zur Beurteilung des Behandlungserfolges. Um das abzubilden braucht es Instrumente, die Aufschluss geben über die subjektive Wahrnehmung des Patienten, wie empfindet er sein Leben mit der Erkrankung, welche Einschnitte bringen unterschiedliche Behandlungen/ Behandlungsschritte mit sich und ist es erforderlich, jedem Menschen ein längeres Leben zu ermöglichen. Die Messung der Lebensqualität stellt hier einen wichtigen Baustein dar, den Patienten zu befragen, ihn einzubeziehen in die Behandlung, in Entscheidungen zu medizinischen Interventionen und den Möglichkeiten der modernen Medizin Grenzen zu setzen, indem Behandlungen ausgesetzt oder abgebrochen werden, um nicht das Leben um jeden Preis zu verlängern aber das subjektive Empfinden über die verbleibende Lebenszeit zu verbessern.

Lebensqualität messbar zu machen ist eine methodische Herausforderung, da diese nicht direkt abgebildet werden kann. Die Entwicklung von objektiven und subjektiven Indikatoren ist hier richtungsweisend, doch auch diese müssen ausreichend veränderungssensitiv sein, um Aufschluss zu geben über die Lebensqualität. Gleichzeitig unterliegt die Entwicklung von Fragebögen zur Lebensqualitätsmessung Qualitätssicherungskriterien, die im Forschungsprozess einzuhalten sind (Bullinger 1997: 3f). Als Gütekriterien werden folgende Merkmale zugrunde gelegt:

- Theoretische Fundierung: konzeptionelles Gerüst der Fragebogenentwicklung muss dargelegt werden
- Methodische Güte: Reliabilität, Validität, Sensitivität (psychologische Testtheorie)

- Patientenfreundlichkeit: Patient muss die Fragen beantworten können, ohne damit überfordert zu sein
  - Beantwortungsdauer (muss zumutbar sein → personenkreis- und krankheitsspezifisch)
  - Klare Formulierung der Fragen und Antwortkategorien

Außerdem sind Angaben dazu erforderlich, bei welchen Fragestellungen das Instrument eingesetzt werden soll, wie die ermittelten Werte zu interpretieren sind und welcher klinische Nutzen sich daraus ergibt (ebd.)

Die vorliegende Arbeit gibt einen Einblick in die Messung von Lebensqualität bzw. in den Bereich der Lebensqualitätsforschung. Es ist deutlich geworden, dass es für das Konstrukt Lebensqualität keine einheitliche Definition gibt und die Komponenten dieser facettenreich sind (Schöffski 2012: 329). Hier ist die Ermittlung objektiver und subjektiver Indikatoren wichtig, um ein möglichst umfassendes Bild von der individuellen Lebenssituation und den Auswirkungen auf die Lebensqualität des Einzelnen zu bekommen. Zur Erhebung stehen zahlreiche Instrumente zur Verfügung, von denen hier einige kurz vorgestellt wurden.

## Literaturverzeichnis:

Bitzer, E. M. 2003: Die Perspektive der Patienten – Lebensqualität und Patientenzufriedenheit, in: Schwartz, F. W. et al.: Public Health – Gesundheit und Gesundheitswesen, Urban und Fischer: München, Jena

Bundesministerium für Familie, Senioren, Frauen und Jugend (BMFSFJ) (Hrsg.): Vierter Bericht zur Lage der älteren Generation in der Bundesrepublik Deutschland: Risiken, Lebensqualität und Versorgung Hochaltriger – unter besonderer Berücksichtigung demenzieller Erkrankungen - Stellungnahme der Bundesregierung, online verfügbar: http://www.bmfsfj.de/RedaktionBMFSFJ/Broschuerenstelle/Pdf-Anlagen/PRM-21786-4.-Altenbericht-Teil-I.property=pdf,bereich=bmfsfj,sprache=de,rwb=true.pdf [02.05.2012]

Bullinger, M. (Hrsg.) 1997: Lebensqualitätsforschung: Bedeutung – Anforderungen – Akzeptanz, Schattauer: Stuttgart

Daig, I./ Lehmann, A. 2007: Verfahren zur Messung der Lebensqualität, in: Zeitschrift für medizinische Psychologie, Ausgabe 16, S. 5 – 23, online verfügbar: http://iospress.metapress.com/content/5rk625754016111v/fulltext.pdf, [29.04.2012]

Damm, K. et al. 2012: Lebensqualitätsmessung in klinischen Studien beim Lungenkarzinom – Übersicht anhand der Datenbank ClinicalTrials.gov, online verfügbar: http://adisonline.com/pecgerman/Fulltext/2012/10010/Lebensqualit_tsmessung_in_klinischen_Studien_beim.1.aspx, [02.06.2012]

Enßle, J. 2010: Demenz – Instrumentarien und Betreuungskonzepte zur Erfassung von Lebensqualität, Hamburg: Diplomica Verlag

Ettema, T. P. et al. 2005: The concept of quality of life in dementia in the different stages of the disease, in: International Psychogeriatrics (2005), 17:3, 353–370, online verfügbar: http://dspace.ubvu.vu.nl/bitstream/1871/23208/1/186749.pdf [18.05.2012]

Güthlin, C. 2006: Die Messung gesundheitsbezogener Lebensqualität: ausgewählte psychometrische Analysen und Anwendungsprobleme (Inaugural-Dissertation zur Erlangung der Doktorwürde), online verfügbar: http://www.freidok.uni-freiburg.de/volltexte/3995/pdf/Zentral_mLit_014.pdf, [05.04.2012]

Leidl, R. 2003: Der Effizienz auf der Spur: Eine Einführung in die ökonomische Evaluation, in: Schwartz, F. W. et al.: Public Health – Gesundheit und Gesundheitswesen, Urban und Fischer: München, Jena

Noll, H.-H. 2000: Informationsfeld Subjektive Indikatoren - Expertise für die Kommission zur Verbesserung der informationellen Infrastruktur zwischen Wissenschaft und Statistik, online verfügbar: http://www.gesis.org/fileadmin/upload/institut/wiss_arbeitsbereiche/soz_indikatoren/Publikati onen/KVI-Noll-Subjektive-Indikatoren.pdf [17.05.2012]

Porzsolt, F./ Rist, Ch. 1997: Lebensqualitätsforschung in der Onkologie: Instrumente und Anwendung, in: Bullinger, M. (Hrsg.) 1997: Lebensqualitätsforschung: Bedeutung – Anforderungen – Akzeptanz, Schattauer: Stuttgart

Rose, M. 2003: Messung der Lebensqualität bei chronischen Erkrankungen -Habilitations-schrift zur Erlangung der Lehrbefähigung für das Fach Innere Medizin, online verfügbar: http://edoc.hu-berlin.de/habilitationen/rose-matthias-2003-01-28/PDF/Rose.pdf [19.04.2012]

Rössel, A. 2009: Argumentationspapier Lebensqualität – Ein patientenrelevanter Endpunkt im Rahmen der Nutzen- und Kosten-Nutzen-Bewertung (Verband Forschender Arzneimittelhersteller e.V.), in: www.vfa.de/download/pos-lebensqualitaet.pdf [18.05.2012]

Schiffner-Rohe, J. 1996: Integration von Lebensqualität in Pharmakoökonomischen Studien, in: http://www.meb.uni-bonn.de/gmds/abstracts/0354b.html [18.05.2012]

Schmidt, A. 2010: Messen von Lebensqualität chronisch kranker Kinder mit Mukoviszidose, Dissertation zur Erlangung des akademischen Grades Doctor medicinae, online verfügbar: http://www.diss.fu-berlin.de/diss/servlets/MCRFileNodeServlet/FUDISS_derivate_000000008047/2010.07_ONL

INE_VERSION_PROMOTION_ANNE_SCHMIDT.pdf;jsessionid=0657003E497CF84B710 CEA2BA0B093A8?hosts=, [21.04.2012]

Schöffski, O. 2012: Lebensqualität als Ergebnisparameter in gesundheitsökonomischen Studien, in: Schöffski, O./ Schulenburg, J.-M. (Hrsg.): Gesundheitsökonomische Evaluationen, Heidelberg: Springer Verlag

Seibert, A. J. 2010: Akzeptanz elektronischer Befragung zur Lebensqualität in der Hausarztpraxis, Inaugural-Dissertation zur Erlangung des Doktorgrades, online verfügbar: http://webdoc.sub.gwdg.de/diss/2011/seibert/seibert.pdf [12.05.2012]

Lightning Source UK Ltd.
Milton Keynes UK
UKHW011407191118
332599UK00001B/168/P